魂の解放

オンセラが世界を救う

関 美保

はじめに

きっかけは氣功の合宿で名古屋の方から声をかけていただいたことでした。

築１００年を超える古民家が空いているので活用してほしいと…。

ちょうど、名古屋のオンセラ仲間と親しくなり、どんどん名古屋にオンセラをする人が増えていたのでした。中心部で便利な場所、広くて人を集めやすい場所ということで、まずは私が当時主催していた映画の上映会にお借りしました。

その際にオーナーの方にオンセラの体験を試していただき、ここでオンセラ研修会をと考えました。名古屋の仲間に話すと、あっという間に実行委員会を結成して、なんと「オンセラ大運動会（大きく運を動かす会）」と銘打って、中川忠男先生の講話とオンセラの実施研修が計画されました。名古屋のオンセラ仲間は１００名を超え、若い女性が多く、そのアイデアにいつも驚きます。

この本はその時の先生の講話を文字起こしして編集したものと、最近の先生のFacebook投稿から抜粋した、オンセラの神髄Ⅳ（Ⅰ～Ⅲはすでに仲間の

Facebookグループでシェア済み）をまとめたものです。

時代が大きく変化している今、なぜオンセラが必要なのか？　何を目指しているのか？　オンセラを開発して長年研究し、現在もなお進化し続けているわれらがリーダー中川忠男先生の真摯で純粋な思いと、謙虚で温かい人柄はわれわれオンセラに関わる者にとって、いつでも目標であり今こそ、世の中の多くの人に知ってもらいたいと思います。

オンセラが普及しだしたのは、まだ最近のことです。体験された方はそれほど多くはないかもしれません。

しかし日本人にとって、もぐさを使うお灸はなじみの深いものであり、その効果が再認識されてきていると感じます。

そのお灸をより効果の高い方法で安全、簡便にできるように開発されたオンセラを多く

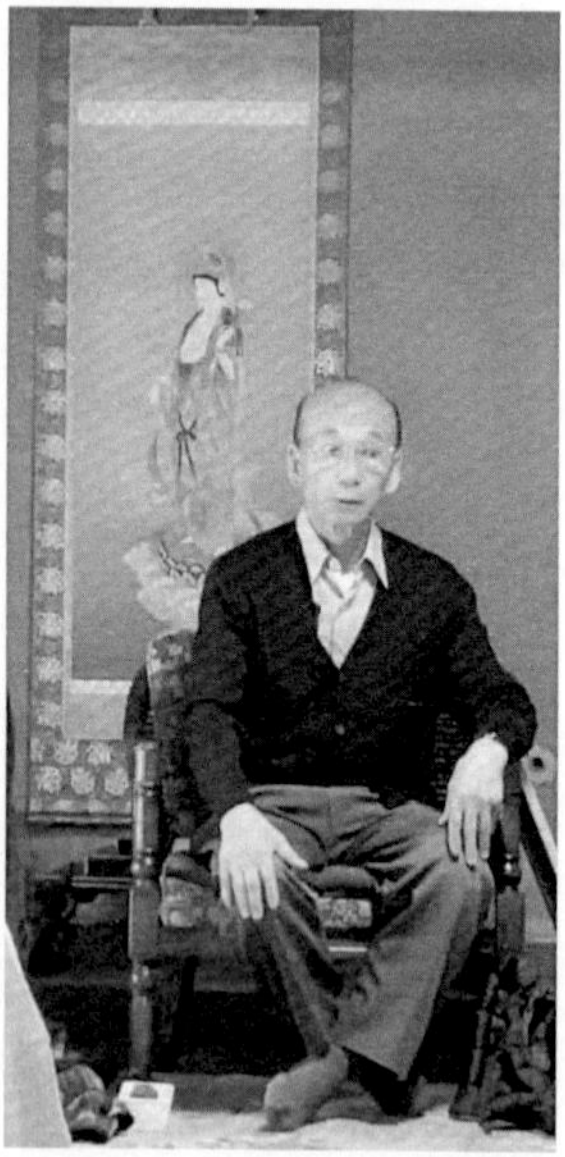

お話し会（中川先生）

の方に体験していただきたい、そうしてできるなら一家に一人でもオンセラができる人を増やしていきたい、これが中川忠男先生の願いであり、これからの混乱の世の中に必要とされることと確信しています。

オンセラの目的はお灸の域をはるかに超えて、魂の解放を目指すものです。

長い間西洋医療の現場で病に苦しむ方々をみてきたわたしは、オンセラ、そして中川忠男先生との出会いで、これからの医療に責任があるのはほかならぬ自分であるということを自覚しました。健康に幸せに生きていくためのひとつのツールとしてのオンセラですが、その深遠な神髄抜きには技法が生きてこないと感じて、中川先生の折に触れての言葉をかみしめてきました。この講話と投稿のまとめは、オンセラ仲間うちだけでなく広く世の中の人に知っていただきたいという思いで作りました。

深遠なオンセラの世界にようこそ。

２０２４年３月吉日

関 美保

もくじ

第二章　中川忠男先生語録　オンセラの神髄Ⅳ

第一章　中川忠男先生　名古屋お話会

魂の解放

なぜ、わたしがオンセラという仕事をしているのか、魂の解放だとか、ちょっと、普通じゃないよね。この頃そんなことを聴きたいという人がいるのも不思議な感じ…。それをお話ししても変人だと言われるし、誰も聞かないし、これまで50年くらいそういう話は封印してきました。

２０２０年からいろんな人にお話を始めるのと、オンセラ技法の認定書を出し始めました。それまでは一部の患者さんに自宅でできる治療方法として教えていただけです。２０２０年から患者さん以外の方にも10回コースとして講座を受けて認定された方にどんどん広めてもらうスタイルにしました。

そしたらコロナが始まって世界中が混乱している中で、こちらはオンセラというウィルスをばらまき始めたという感じです。それが今どんどん日本中に広がる感じがします。一方は人を不幸に陥れるウィルスだけど、オンセラウィルスはどんどん喜びを広げていきます。だから感染力はもっともっと強い方が良いって感じですね。

数年たったら、あっという間に何百人かの方が全国的に広がり、自分でもちょっと驚いているわけです。「魂の解放だ〜！」っていう変な人が始めているんだけど、でも受け入れてくれている人が増えています。

きっと今、そういうときが来たのではないかと思っているんですね。

21世紀は7×3＝21　7は3＋4ですね。3は天の数、4は地の数だそうです。3と4を足すと7という完成数となるんです。パチンコでもラッキー7と言いますよね。21世紀は完成の時です。人類歴史もこれから完成の段階に入ってきたということなんです。何百万年か知らないけど人類の歴史は、今我々が生きている21世紀は特別な世紀です。

日月神示という本、ご存じの方もいるでしょうが、岡本天明が天啓を受けて自動書記（※本人の意志と関係なく筆が動き、様々なメッセージを記していく現象）で書かれた本で、今でもベストセラーですね。その中に今がどういうときなのか書いてあります。

「今は人々が魂を成長させる時。大転換の時です。これから大変なことが起きます。天と地がひっくり返るようなことが起きます。」
そういうようなことを書いてあるわけです。皆さんが魂を成長させるとか、あるいは完成させるとか、そういう人がたくさん増えることによって、これからの世の中、天変地異だとか、大災害だとか大難を小難にすることができます。そして、そういう人が少なければ少ないほど、大きな災害にみまわれます。だから今、天も地も大変な時なので、みなさん、心してください！　ということを自動書記で降ろしてくれているわけですね。

オンセラ カップ
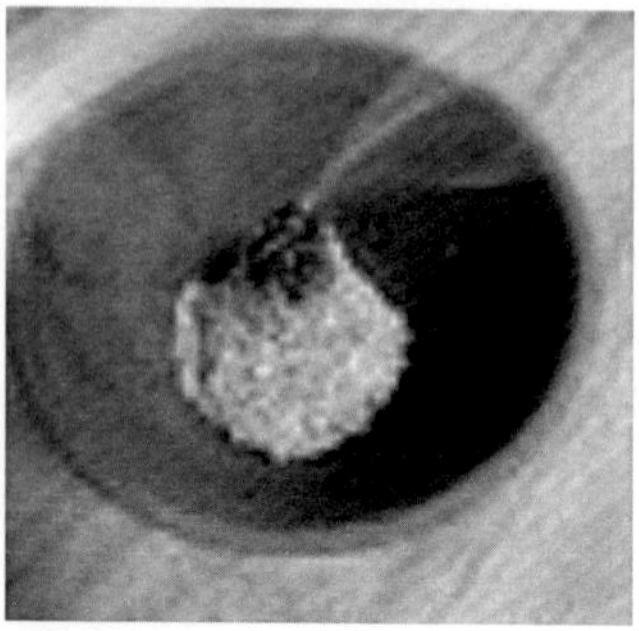

たくさんの人が読んでいると思いますが、では魂を成長させるとか完成させることがどういうことか、あるいはどう対応したらよいかという解決策はその本には書いていません。ひたすら、成長してくださ い、生き方を改めて下さいと繰り返しているだけなんです。
例えば、オンセラのように具体的に魂を成長させる方法とか、完成させる方法などは本に書いてあり

ません。なぜなら、天からの具体的な干渉は地に対してしてはいけないんですね。天から地に細かく教えることはしてはいけないというルールがあるようです。神さまも人間には直接タッチできません。ノータッチです。神さまから人間に、どうしろ、こうしろと命令は絶対にできないルールがあります。なぜかというと人間は神さまの子どもとして、神さまから、天と地を治めるすべての権限を与えられているんですね。

神さまが創造した宇宙を、人間という子どもにすべて任せるという権限を与えたという決まりがあるので、もし神さまが人間にこうしなさい、ああしなさいというように命令を与えてしまうと人間が天と地に責任を持てなくなります。

そうすると、天使とか人間に仕える天界の守護といった存在に示しがつかない。だから人間は、今のたよりない状態から本当に生まれ変わって神の子としての自覚を持たなくてはいけないのです。

人間としての、そういう宇宙を俯瞰するという立場というか位置を、それをしっかり認識しなくてはいけない。そういう行動をとるべき時が、今のようなんです。

宇宙的な体験!?

わたしは、5・6歳の時に幻というか宇宙的な体験をしているんですね。

いきなり横になっている時に、部屋いっぱいに巨大な岩というかなにか押しつぶされるようなものが現れて、わたしの身体にのしかかってくるんです。私はその時、左手に鍼を持たされていて、その針の穴に大きな岩を通しなさいという命令がなされるわけです。もちろんできるわけがないです。意味が分からない。わからなくてもできるまでやらなくちゃならない、できなければ永遠に続けなければならないという命令みたいものです。そうして岩がどんどん迫ってくる、押しつぶされるという体験、それは夢ではなく、幻というか、そんなことが記憶にある限り二度あったんですね。

一度は母親が見ていました。私があまりにも恐ろしく、苦しいから叫びまわったというんですね、「あんたが狂ったのかと思ったよ、びっくりした〜」と言ってました。親には心配かけたくなくて何も話さなかったけど、ダメ押しのように二度体験させられました。

それから10代になって、高校二年の時、何かとにかく、宇宙の中で、人間が存在することを不思議と思わない人間が自分からしたら不思議だと感じられて、どうなっているの？ ものすごい不思議なことなのに、不思議と感じることができない人間って何なのだろう？ そういう疑問にワーッととらわれて、その疑問を自分は絶対に解いてやる！ 絶対解決してやろう！ そういう人間になってやろう！ と決意するわけなんです。

決意した時に、この世の人たちと同じじゃだめだ。遊んでちゃダメ！ というか、この世を面白がってちゃダメだ！ ちょっと別の感じ方ができなくちゃいけない！ そういう見方をできなくちゃいけない！ だから、それができるまではこの世の人と同じように泣いたり笑ったりしちゃいけないと決めたのです。

決めたのはいいけど、それまでは結構快活でスポーツ万能だったのに、身体が本当に動かなくなって、箸を持っててもポロっと落としちゃうように力が入らないというか、自律神経失調症みたいになってしまって、それがちょうど大学受験の時でした。大学に行くと決めていたので勉強しなくてはならないのに、まったく勉強に身が入りません。記憶することが苦手になって、でも高校2年生まで3年分の勉強をしていたからなんとか奇跡的に大学に入学できたんだけど、自律神経失調症が酷くなって、いつもボーっとしている状態でした。

いきなり変な話ですが、大学2年生、二十歳の時に、朝起きて光が差して来たとき、光の世界に自分が入ってすべてのものが輝いているという体験をするんです。同時に「愛」の感情が湧いてきます。すべてのものを愛するというキリスト的な愛ですね。すべてのものが大好き～！ すべてのものを抱きしめたくなるような、嫌いなものは何もないというような愛が湧いてくるんですね。

喜んでしまって、舞い上がって大学の友人や哲学の教授にまでこういう体験をしましたと話しに行くんです。でもほとんど誰も聞く耳持たないという感じ、あぁそうですかという感じ、こいつおかしくなっちゃったかな、変なこと言う奴になったと友人たちも離れてしまう。

その時わたしは、キリストと出会ったのではなく、仏陀に出会ったのでもなく、聖母マリアさまでもありません。その時にわたしが出会ったのは、創造主なんですね。創造主と出会うなんておかしなことかもしれないのですが、「すべてのものを創りたもうたのは、神也（かみなり）」という氣持ちが湧いてくるわけです。キリスト教を勉強したわけでも、仏道修行をしたわけでもないんですが、いきなり創造主体験をさせられたんです。

それからどうしても学業を続けられなくなったんですね、記憶する事が全くできなくなった。教育学部とかなら何とかなったのかもしれないけど、電氣工学部だったので、数学とか電氣学とかとても学習困難になって、退学せざるを得なかったのです。

それで退学して、全国放浪というか、あちこちで借金しながら親に尻ぬぐいしてもらいながら、キャバレーのボーイだとか、お花屋さんだとか、本のセールスだとかしながら、ちょっと将来を見通せない状態で数年間放浪していました。

これも変な話ですが、23歳の時ですね、真夜中に霊が首筋から入ってきて

「死ね」というんですね。「死ね、死ね」と刃物で突き刺そうとするというか、見えない世界で殺そうとしてくる相手と闘うんです。

たぶん普通人だったら、瞬間的に殺されています。霊の力はとても強力なのでかなわないですね。マンションから飛び降りるとか、電車に飛び込むとかそういう人いますね。そういう事件、それは霊が入った途端に、もうすぐにそうなってしまうわけです。人間は霊的な力が全然育っていない状況で悪霊に入られたら瞬殺です。わたしの場合はなぜか何時間か闘えたわけです。明け方光が差してくるまで闘いました。

そんな体験というか事件がありました。その時同時に霊の世界を深く体験したのです。時間とか空間を超えた世界に入って地球を宇宙から見るというようなそんな体験をしました。宇宙にたった一人でポツンと浮かんで地

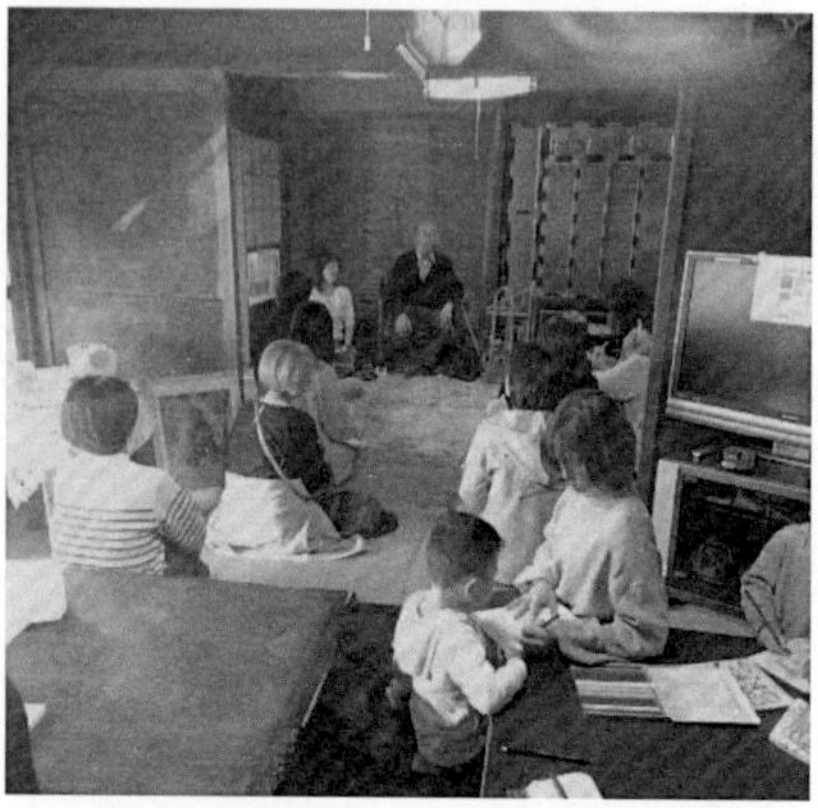
お話し会（中川先生）

球を見ている。時間空間を超越した世界で、すべてのことができる氣持ちになる、どこにでも行ける、宇宙の果てまで行ける、神の足と書いて神足通（※六神通力の一つ）人の心を読む、霊の世界が見える、それを何時間か体験させられました。そして教えられたのは、人は永遠に生きるということ、霊性を持って永遠を生きるのが人間です。そして、永生のためには「愛」がなくてはいけません。永遠を生きる人間は愛がなくては1秒も生きていけません。孤独な世界、愛のない世界に1秒もいたくありません。愛のない世界（地獄）はものすごく辛くて、ものすごい緊張感と寒さが襲ってきます。

地球には人間が何十億人もいるのですが、何十億人いようが愛がなければ孤独です。ひたすら孤独です。愛のない世界は周りに誰も理解してくれる人はいません。愛のない永遠の世界、無限の世界はそういうことだと徹底的に教えられたのです。悪霊が入ってきて、殺されそうになりながら、隙があったら殺そうとされる状況の中でそういうことを教えられたわけです。千尋の谷に一歩間違えたら落とされるギリギリのところで、それを教えられるんですね。永遠の命があるんです。愛がなければ生きられないんです。

悪霊に殺されそうになりながら闘いの中で悟らされた。朝が来てやっと悪霊からは解放されましたが、とても敏感な精神状態が1年くらいも続いていました。本を開いて読もうとする、新聞を見ようとしても千と千尋のように文字が浮いてきます。「自殺」とか「死」という文字にすごく共鳴してしまいます。だから氣持ち悪くて本も読めない、雑誌も読めません。それから狭いところ、エレベーターとかも怖い。閉じ込められるという恐怖が襲ってきます。パニック障害ですね。そういうこともたくさん体験させられました。

奇跡の出会い

そんな不安な状態が1年ほど続いて、もう駄目だ、精神的に自分は持たないから死のうと決めて、いろいろ死に方を研究して、明日こそ決行だ！と決めた夕刻に、奇跡の出会いがあったわけです。

四国の大学の同級生に東京で、出会うはずのない友人と出会う奇跡の体験です。友人は「これから鍼灸学校に入学するつもりだから、お前も一緒に東洋医学を学ばないか？」と誘われたんです。不思議と自分はそこで、彼の言葉に素直に乗っかって、それで死なずに済んだんです。

そうやって東洋医学の道に入りました。でも鍼灸学校には行ったような行かないような、よく通学途中に山手線でグルグル回っているうちに寝てしまったりしていましたね。覚えるということができない、左脳が働かない感じが続いていたんです。それでも一応なんとか卒業出来て、国家試験も受かりました。だけどその当時は、試験会場の机は間が狭くて隣の人の回答がよく見えた、だからパスした感じ、すべてうまくできていました。

鍼灸学校出て何したかと言えば、鍼灸の経絡だとか解剖生理だとかにはあまり興味なくて、いかにこの魂の苦しみ、霊的な苦しみ、不安定な精神状態を解放できるのかを朝昼晩と考え続けて、瞑想し続けたのです。

そのころ病院に勤めたのですが、時間さえあれば隠れて人の来ないところ、屋上とか、病院の地下室にごみの焼却場とかあったんですが、病院中のごみをボイラーに放り込むような仕事を引き受けて、そこで瞑想、瞑想、中心というか、どうしたら肉体と精神の中心、丹田の力が得られるのか？ そんなことは本とかの知識では得られないからそれを必死に求めるわけです。

本当に深く心を鎮めたかったのです。いろいろな霊的体験や殺されそうになったこととか、大きな岩が襲ってきてそれを鍼の穴に通すとか、それに解答を出さなくてはいけません。それには今までの人間の知識とかは役に立ちません。全身全霊で答えを出さなくてはいけません。切羽詰まった体験を心から克服するには自分で回答を見つけなくてはいけません。同じような体験をした人はいないわけだから、自分で解決策を見つけなくてはならないんです。

寝ても瞑想している氣持ちがほとんどだから、50年間寝た氣がしない、だけど生きているから不思議です。40代後半では、エネルギー全部患者さんに上げちゃって、死にそうになっていたこともあります。

鍼したり、指圧したり、マッサージしたり、患者さんに氣を入れなくてはなりません。そうすると自分の心臓がどんどん弱っていくんですね。ハートのチャクラ、お腹のチャクラが正常に回転しなくなるんです。ついには胃腸も動かなくなって2週間くらい食べられなくなり、救急車ということもありましたけど、不思議なことがあって、また奇跡的に助かりました。

オンセラという技法

そんなこんな、いろいろあってから、オンセラの技法を少しずつ天から教えられました。もちろん、それは具体的にではなくて、いろいろな人との出会いの中からひらめきとして教えられたわけです。

「なんだ、こんな簡単な方法で氣が入るんだ！」ということに氣づかされました。こんなやり方は、昔からあったけど、最も大切なことにみんなは氣づいていない。そういう根源的な使い方があったんですね。

私の場合はお灸やカッピングも他の人と違う使い方なわけです。どうしたら魂の救いにつながるのか、魂の成長につながるのか、魂の完成につながるのか、ということが自分の求めるものだったので、これまでのいろいろな技法をひとつの技法にまとめていったんです。

自分なりに工夫して、温熱カップとか、おでこ伸ばしとか、リング灸、カッピングとか、オンセラという技法にまとめていきました。それからお話は飛びますが人間の息の中にすべての情報が入っているんです。息をじっと観察するとその人の全てがわかります。

オンセラ カッピング

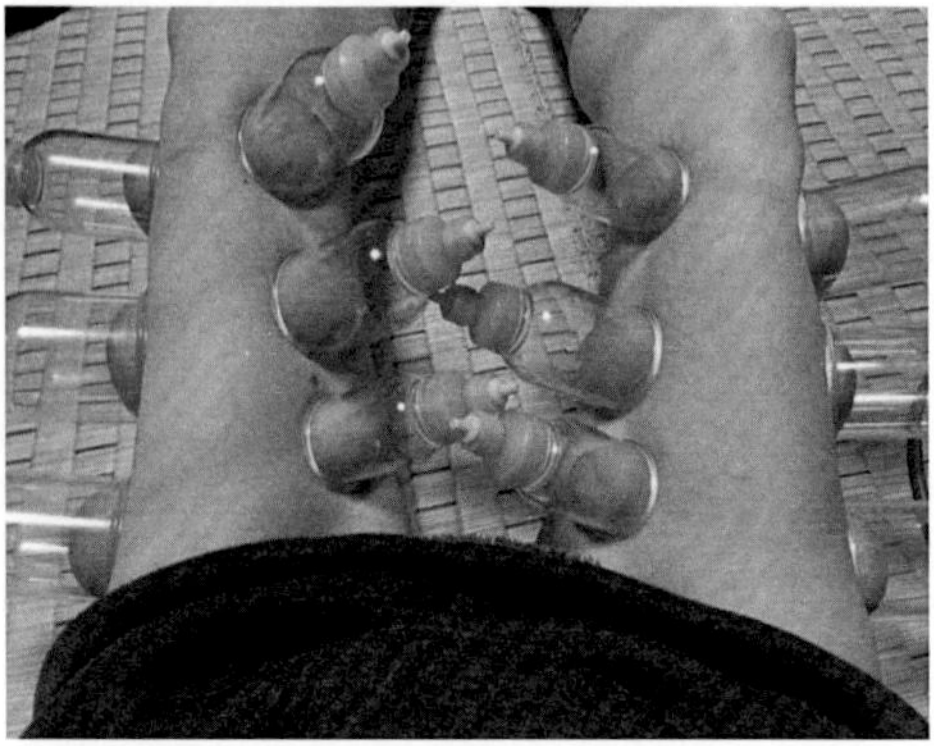

息は霊です。愛も息です。息は全部つながります、氣力につながる。自然治癒力につながります。だから、オンセラで一番大事にしているのは息の力ですね、息の力を強化すること、深い息、強い息を身につけなくてはいけません。病氣を治すためにも必要、魂が成長するにも完成するにも必要。**魂も息そのもの**だから、浅い息はとにかく変えなくてはいけません。

おなかから深く吸い込もうとすると肉体がそれを邪魔している。便秘が邪魔をしている、頭痛が、肩こりが、腰痛が邪魔しています。あちこちの痛みが息を浅くし、弱くしています。だから肉体の治療は重要です。オンセラの力で足りなければ専門家も頼ります。だから息の力を弱めるような体を自分が持っているなら、それを改造しなければいけません。これは因縁だったり、身体は先祖からのそういうものを引き継いでいたりする、特に日本人は今頚椎症が酷いですね。

因縁だからしょうがないけど、そういう因縁をみなさんが解決してあげなければなりません。先祖の代表者として早く解決して、肉体的な問題は処理して、魂の成長に没頭できるようにしなくてはなりません。オンセラというエネルギーを充電する方法を知り、エネルギーがたくさん注入できるような体を創ります。背骨をしっかり整えて、丹田、チャクラを開いて、オンセラ体操、仙骨体操をする。そんなオンセラ技法で宇宙の法則に則った自分をつくる。宇宙の法則というのは、宇宙の調和と融合と統合のエネルギーです。

垂直力とか、水平力とか回転力とか、膨張収縮力とか、基本的な宇宙のエネルギーの形態があります。呼吸を観察してそれがわかるんです。宇宙も膨張して収縮、呼吸も膨張して収縮している、運動しているというわけです。地球も素粒子も原子も細胞もすべて同じです。

自分が同じように垂直運動、水平運動、回転運動、膨張収縮運動、それをしてみる、そうすると肉体を持っているけど同時に細胞とか原子とか極小の世界ともつながっていく感じです。存在世界を見ると、垂直軸があって、水平軸があって、回転したり円運動したり球形運動したりしています。それを肉体を持った自分が形で真似してみたらいいのです。そうすると宇宙の仲間入りできる感じです。つながっているという感覚が得られます。それが魂の勉強です。

ほとんどの人の状況は魂の成長が左脳の働き（自我）に邪魔されています。執着の心とか因縁とかに邪魔されています。本来魂は左脳でも右脳でもない右脳左脳の上位の世界に位置していなくてはなりません。現代人の魂は左脳に閉じ込められているみたい…。お金のこと、食事のこと、将来のこと、健康のこと、仕事のこと、人間関係のことなんかにとらわれて、うまくやらないといけないとかね、魂のことなんか全然、考えつきません。考えもしません。

わたしは左脳右脳は二頭立ての馬車であって、左脳は左側の馬、右脳は右側の馬、それを魂が操りながら、調和をとって前進、成長していく、それが魂の正しい在り方だと考えています。左脳で考える、右脳で感じる。世の中で生活しながらいろいろ感じたり、考えたり、それを賢く整理整頓しながら魂の成長につなげることが人生だと考えています。

今は左脳ばかり、金勘定ばかり、将来どうするとか、お金たくさん稼ぎましたって、あの世で報告しても褒められません。魂が成長していなかったら永遠の世界に還った時がっかりしてしまいます。たくさんお金稼いだからって、三途の川の渡しでたくさんの人が並んでいるのを、大金持ちが並ぶのは嫌だから金を出す、早く向こう岸に渡せと言ったら、サッと高速艇が来て地獄にまっしぐらです。

賢くない、みんな。

これからは永遠に生きる生き方をいつも自分の生活の指針にして、これでいいのか、これで自分は永遠に生きられるのかっていう努力したらいいです。

オンセラウイルス

宗教でもそういう観念を教えているけれど、技法がないっていうか、良いお話だけじゃダメですよ。実際に具体的に自分が成長しているという喜びがないとね。オンセラではそれをある程度提供できていると考えています。

なぜかって云うと、わたし自身が落ち着いてきた、だんだん肚が座ってきたんです。三つ四つ五つと技法を開発してみたら、人生のいろんな辛いことに適応してきています。悪魔に殺されそうになっても、智慧の闘いですよ、それに負けないような氣持ちが出てきている。皆さんも温熱カップなり、リング灸なり、カッピングなりやってみて、**日々魂の成長が実感できるかどうか、試してほしい**のです。

それがオンセラの目的です。そんな風にオンセラを使える人が増えていけばいい。そしてオンセラウイルスを、皆さんがウイルスになってどんどんばらまいてください。

ソーシャルディスタンスなんかいらない、ハグしたり、手を握ったり、触ったりすればいいのです。それでわたし自身は大きな岩を鍼の穴に通すなんてこと、絶対できないようなことが今できる氣持ちになっています。世界を変えることができる氣持ちです。コロナウイルスが武漢の研究所からあっという間に世界に広がったように、みなさんがオンセラウイルスになって、ここ、名古屋からあっという間に世界に広めましょう。できないはずがない。悪魔にできたんだから我々にもできる。バラまいたらいいんですよ、カップ持って、「みんなちょっとおいで！」ってすればいいのです。みんな骨まで愛するって感覚が初めてだと思うので、びっくりして喜びます。それでもって伝染させたらいいんですよ。

それでわたしもちょっと責任を果たせるかなという氣持ちですよ。早く何千、何万、何百万とうつしていきましょう。

お釈迦さまもイエスさまも、悪いけどこんな技法は持っていませんでした。お釈迦さまだってイエスさまだって、たぶんオンセラに出会ったら、「良いアイデアだね、一緒にやろう、頑張ろう！」と言うに違いありません。

ある霊能者の方はおでこ伸ばししているとお釈迦さまが出てきたなんて言う方がいたり、以前に通りに面した家の中で治療していたら、前を通っていった方が突然入ってこられて「ここは何してるんですか？　外を歩いていたら部屋の中から光がワーッと輝いて見えた」とかね、そんなこと言われたことがありました。これからはお釈迦さま、イエス様、弥勒菩薩に普通に出会ったりする、そういう時代なんです。みなさんが人を救えるメシアになれるわけです。

彼らにも簡単にできなかったことが、みなさんにできるんですよ。なぜなら技法があるから、オンセラの数々の技法、これは必ず魂の成長や完成に役立つので是非活用してほしいのです。

こんな不思議な話をしてもみなさん誰も席を立たないことが不思議ですよね。わたしの東京の治療院はマンションの4階にあるのですが、マンションの建物の前まで来て周りをグルグル回って帰っちゃう人がいます。ご先祖の徳がないと入って来られないんですね。敷居が高いらしいですよ。たぶん、みなさんのご先祖には功労があって、それでいまこうして出会えているんですね。

一人一人に何万人もご先祖がついているんです。そういう方たちが今一緒になって聴いているんです。こういうことを霊能者の方が言っていました。大塚の治療院に何枚かきれいな絵が飾ってあるんですが、そこにたくさんの天使が見えるって、来るたびに増えているっていうんです。みなさんの先祖の方たちが協力してこれからみなさんも新しい人とたくさん出会っていくでしょう。

天使もお貸ししますよ、これまでは彼らも暇で困っていたから人々の役に立ちたがっています。百人、千人、万人単位で無料でレンタル、そう考えると楽しいですよ。

さてなにか質問はありますか？

そこからまた話は広がっていくから何でもいいですよ。

全身全霊感覚の世界

質問：オンセラ受けてみて、あったかーい、氣持ちいいが先行してしまうんですが、先生がおっしゃる魂の成長を目指すための技法というかコツ、どんなことを意識するといいとかのようなものはありますか？

答え

オンセラ温泉受けたことある人いますか？　１人の人に３人とか４人とかで温熱カップ持って、一斉にかかれーって感じで両手や両足やお腹など全部一斉に温圧して温めます。

そうすると全身全霊感覚が体験できます。左脳（自我）は働かなくなってしまう。すべての細胞が氣持ちよくなって、平安、自由、幸福感を味わえます。それが霊の世界、全身全霊感覚の世界、心も体もすみずみまで喜ぶ世界です。

これを早くみんな生きているうちに味わってみて下さい。全身全霊感覚は霊の世界、愛の世界です。

そこから永遠に生きるという中心意識が芽生えてきます。全身全霊が氣持ちよかったら永遠に生きていたくなる、これだったら永遠に生きていたいなあと思うわけですよ。

全身全霊感覚がこれほど簡単に体験できるのはオンセラがたぶん初めてじゃないかな。

カッピングで背骨を整えてから温熱カップで顔とか、右手左手、右足左足、背中とかお腹とかね、温圧受けると、おお氣持ちいい〜もうどうでもいい〜とか、左脳の執着とか因縁とかから解き放たれた時間を持てるんです。そこから新しい考え方、意識、永遠に生きるとかいう観念が自然に出てくるわけです、愛の意識が出てきます。60兆細胞が喜ぶと60兆細胞が持っている智慧が出てくる。要するにそれが魂の智慧なんですよ、60兆細胞が苦しいとか、悲しいとか、嬉しいとか、感じる世界を魂が感じるわけ、だから喜びを感じましょう、全身全霊で喜びを感じましょう。カッピングすると魂の智慧が発揮されるようになります。宇宙的な智慧が発揮されるようになります。これを皆さんに体験してほしいのです。一人でオンセラやるときもそういう氣持ちでやればいいのです。この人にわたしは全身全霊で喜んでもらいたい、そういう氣持ちでやればやっている人も受けている人も氣持ちいいですよ。これはとても大事なことなんです。全身全霊感覚、全身全霊意識は永遠の霊の世界です。この感覚を常にもっと深く濃くしたいのです。それがこれまでは修行者たちの世界だったの、厳しい修行によって得られると考えていたわけです。みなさんはこれからは喜びながらそういう感覚を感じることができます。

それがオンセラの良いところです。修行者たちは寒いときに氷割って滝行なんかして、全身全霊で耐えるわけ、負けないっていう強い氣持ちでいないと死んでしまう。そうやって全身全霊感覚を蘇らせる、訓練します。そうするとたまたま霊能力が発揮されるようになります。でもそれは、我慢する世界だから、愛の世界じゃないから、レベルは高くないです。

そうすると傲慢になったりする、見えないものが見えるようになったり、人の運命わかるようになったら、よほどの人格者じゃないと、お金儲けに走ったり、傲慢になってしまいます。霊の力は強いから、治せないものが治せたりしてしまうこともある、するとお金のために人を治すとかはじめてしまいます。そうではなくて、わたしたちは全身全霊感覚で愛の喜びを受け取る、そうしてそこから愛の意識が出てきます。

自分の60兆の細胞とお話しをするといったら、バカじゃないかと言われるけど、体験してみると一つ一つの細胞が全部人格じゃないけど、存在的な意味、価値、目的を持っているということがわかるようになります。爪でも髪の毛でもどんな細胞でも同じような価値を持っているということがわかるようになります。

それが魂の本当の能力ですよね、そうすると、人間が謙虚になります。自分自身が存在していることに対して申し訳ないとか、すごく謙虚になるのです。身体に対して済まない、済まないとか、かわいい、かわいいとかね。じいさん、ばあさんはそういう感覚かもしれません。大事なことです。

オンセラは、骨まで愛するってことをいいます。そして、骨まで愛するっていうことを繰り返していると中心感覚が出てきます。中心感覚というのは神、仏、神聖、仏性に通じます。

中心感覚と全身全霊感覚はイコールですからね、宇宙創成でもビッグバンでも中心から大爆発が起きて、濃縮され圧縮された極小宇宙がいきなり膨張を始めるわけ、だから中心は全体に通じています。だけど中心にいきなり突入することはわたしたちの意識にはできません、だから外側からくるくると渦をまくように内側に向かって突入していく、それをやろうとしているのがオンセラなんです。

中心はわたしたちの魂のふるさとです。ふるさとに帰るには深い智慧、自然と渦に巻き込まれていく智慧を身につけていくことが必要です。今日より明日、明日より明後日というようにだんだんと確実に中心に近づいていっているという人生が素晴らしいです。

魂の成長

年を取っていくと肉体的な力はなくなっていく、この世では年を取ると認知症になったり寝たきりになったりします。魂が成長しないままぼけてしまうとか、何とかしなくてはいけません。

みなさん大丈夫ですか？お互いにしっかりしましょう。

オンセラ温泉お互いにやり合って、永遠に嬉しい、楽しい魂の世界、平和な世界、自由な世界を前もって体験しましょう。そこに肉体脱いだら還っていくわけですから、それを手助けするのがオンセラです。

みなさん年齢を聞かれると氣持ちいいですか？特に女性だったらいい氣持ちしないよね、肉体年齢を強く意識しすぎるとがっかりしないかな？おべんちゃらで若くみえますね〜なんて言われると余計に氣にしてしまう。わたしは年齢聞かれたら光の年齢だったら１３０億歳、肉体年齢は土の年齢というか地球年齢だったら40億歳くらいとか答えることにしています。魂の世界はそういうことがいえます。

年齢なんかは、光年齢で答えたらいいです。魂年齢で考えたらいいみたいです。年をとればとるほど魂は日々成長していくと考えたらいいです、年を取ったら寂しくなっていくということがないように、少しでも成長できて嬉しいというようになりたいものです。わたしは一か月前の自分は何も知らなかったなとそんな氣持ちによくなります。

オンセラに出会ってしばらくするとみんなも変わっているよね、成長していますす。本当に魂の成長は顔に出ますよね。みなさん顔が変わっていますよ。半年前に比べたらだいぶ明るくなっている、そうでないとね。「あれ? この人は何もやってないな、前と何も変わってない」というようでは、退化してるようでは話になりません。そうならないようにしましょう。

まあとにかく、全身全霊感覚、全身全霊意識、それは中心とつながっています。全身全霊感覚が強くなればなるほど中心意識がしっかり出てきます。それは魂が力をつけているということ、みなさんの魂が成長しているということです。

今日より明日、明日より明後日と何か楽しいっていうか、年をとっても楽しいというか、もっともっとがんばろうとなっていきます。

ここが魂の中心かと思ったらまた新しい中心が出てくる、あれ、また出てくる、それが永遠に続くわけです。それが、「ええ、また〜」ではないわけであって嬉しいわけ、もっと嬉しい、「先がある〜、またもっと先がある〜」というのが中心なのです。愛の世界なのです。

という話をイエスさまもしたかったんだよ、だけど33歳で悪魔に殺されちゃったからね、大事な話をもってきたのにね。お釈迦さまは心と身体を統一するために来たお方ですよね。心身統一を指導する方です。男と女の愛は語っていない。イエスキリストがそういう話をする方だったからね。

その前に、お釈迦さまは個人の心と身体を整えるために来られた方です。500年くらいして後に、イエスさまがいらしたけど、悪魔がイエスさまの使命完遂を許さなかった、それで殺されちゃった。

イエスさまは、「わたしはもう一回来る〜」と、天に還っていかざるを得なかった。だから今来ているわけ、そういう時なんですよ。

わたしがイエスさまでもなんでもないけれど、でもみなさんもこれからそういう人になれるわけ、なるわけ、キリストや仏陀や、弥勒菩薩になれるんです。なぜかっていうとこういう話を聞いたんだから、魂の成長や完成というような話を具体的に学べるようになったんだから、みなさんは救い主になれます。現在はこの世の中の男と女の関係や夫婦関係といったものがめちゃめちゃです。これを何とかしなくちゃいけないです。

宇宙創成の理

先日 Facebook に投稿したけど、仲の悪い夫婦が二人で治療にいらした時に、夫の背骨にズラッとカッピングをつけて、妻にもズラッとつけて、「さあ、夫婦げんかしてみてください」と言ったら不思議とできないんですよ。背骨シャンとして喧嘩できるかと言ったら馬鹿馬鹿しくてできないですよ、笑っちゃうしかないんです。心と身体、男と女の間に魔が入るから喧嘩になるわけ、悪魔は左脳を混乱させて自己中という感情にとらわれさせて、それで男と女に戦争と言うか喧嘩させるのです。

悪魔がそうさせる、現代の戦争もそうですね、人間同士が戦っているのではありません。国と国が戦っているのではない、宗教と宗教が戦っているのではない、全部悪魔が人間を操ってやらせていますよ。

左脳混乱させて、自分の信じる神さまが一番だとか言って、それを何千年も続けさせています。人間は氣づかない、左脳に悪魔は働く、その悪魔を斬るためにはオンセラのような左脳を沈黙させるやりかたが絶対必要なわけですよ。

そうして、左脳を正しく教育しなおさないといけません。宇宙の絶対法則をきちんとみんなが知る必要があります。「宇宙の絶対法則」というのは、中心があって水平軸があって垂直軸があって、その垂直軸というのは、神さまの創造意識です。水平軸というのは、それを姿形にする母親の創造力です。そうして、父親の縦の力と母親の横の力が回転をして姿形ができるっていうのが宇宙創成の理（ことわり）です。

中心と言うけど、最初は何もなかった、中心もないです。神さまが宇宙を創るとか、人間を創るって創造されて決めたときに中心が現れてできるわけです。

そこから、人間が創造されてくる。この世では女性の子宮から人間は生まれてきます。そこが中心なんですよね。これからは女性が大切な存在になります、女性が魂の救いを広げなくちゃならない。使命や責任があります。女性が宇宙の母です。宇宙の姿形を創ったのは母だからね。

父性ではありません。父性は意識です。父性は創造の主体ではあるけど、それは構造であったり科学であったり法則を創るのが父性。母性が父性意識を姿形にする役目、力を担って宇宙を創った。だから本当の女性の価値はそういう尊い価値です。その価値を男も女もまったく知らないからこれまで男からすれば弱い立場の女性がめちゃくちゃに扱われてきたんです。

ここからはもっと深い話になるので、今はできません。とにかくみなさんにはこれから大変な責任があります。そういう話を聞いて逃げないように、もう捕まっちゃったんだから仕方ないです（笑）。

ぜひぜひこれからみなさんの大活躍をお願いします。百万人ぐらい早く集結しよう。そうしたら日本だって変わるし、世界だって変わります。

みんなでやりましょう。絶対に！

閑話休題1　中川先生は笑わない？

お話しの中にもありましたが、先生は人前で笑ったり泣いたりといった、感情を表出することをご自身に禁じていらっしゃいます。そのことを先生の本で読んで、軽い氣持ちで研修の最期の日に先生におたずねしました。その際、先生は大まじめに「そうなんだよ、世の中の人全員が幸せになるまで笑わないって決めたんです」とおっしゃいました。これを聞いたとき、私の中の何かに火が付いたようです。その日は帰宅して先生の崇高な思想を、まとめようと Facebook 投稿を読み返し、オンセラの神髄として冊子にしました。

笑顔は一般に「よいもの」とされていて、仏教用語では「和顔施」と言ってどのような人にもできる徳の一つとされています。しかしこの「和顔」と言うのは字の通り和やかな顔ということで笑顔（smile）とは区別されるのかもしれません。

笑顔で相手の警戒心を解いて、商売、勧誘をするなど笑顔を悪用したり、人を油断させたりという側面もある氣がします。

一方、赤ちゃんの笑顔は誰もが嬉しくなる大切なものですが、これも成長過程で身につける、周囲の人からの庇護を受けたり、喜ばれたりするということを学習して出てくるものなのかもしれません。

弥勒菩薩は半跏思惟像と言われ、いわゆるアルカイックスマイルの和やかなお顔をされています。中川先生は声を立てて笑ったりすることはないですが、いつでもそのような慈悲のお顔をされていらっしゃると私は思っているのです。

第二章　中川忠男先生語録　オンセラの神髄Ⅳ

●【未病を防ぐ】

風邪に入られそうなとき、身体の健康センサーが反応して、これ以上身体に冷たいたべもの、飲み物を入れてはいけないと知らせてくる。

そんな時、酢の物や乳製品ヨーグルト類や炭酸飲料、ジュース類、アイスや一部果物類は風邪の引き金として働くようで、自分の場合身体が拒否する。急いで冷水摩擦か乾布摩擦したり、生姜湯など飲んだり、必要なら葛根湯を服用したり、お腹にリング灸したりして冷え対策。こんな時は食事もしたくなるので、お腹が許可するまで食べない。

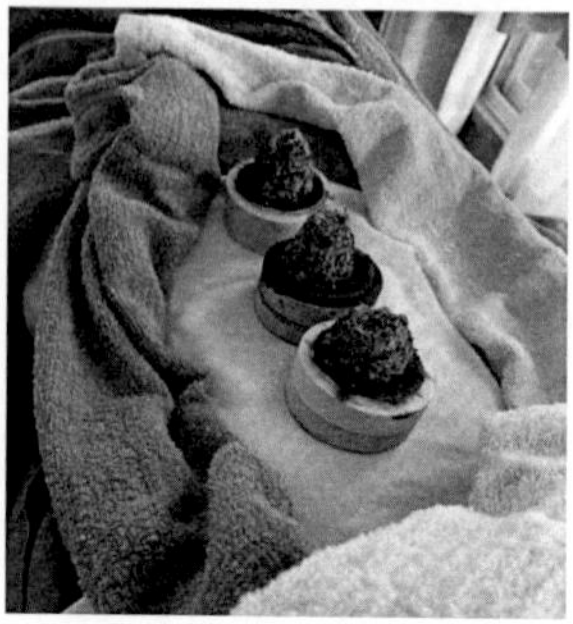
オンセラ リング灸

変な風邪、変な注射、変なマスクが流行する中で人々は疑心暗鬼になり右往左往しがちだが、肝腎のウィルスと戦ってくれる身体のことをほったらかしにして騒いでも、初めから負け戦しているような氣がする。

腹をすえよう！身体を愛そう！オンセラ温泉♨

●腹痛（氣の病による腹痛）

なんでもかんでも胃腸薬はダメ、かえってひどくする。

会社の上司なんかと緊張しながら食事をしたりすると、せっかくのご馳走の味がしない。そうしてお腹が痛くなる。食べものと一緒に“氣まずい空氣”を飲み込んでお腹が膨らみ、みぞおちを押し上げる。腹を立てて食事しても同じ。便秘が続いているのにイジキタナク食べたり飲んだりしていても同じ。

こんな時はしばらく氣持ちが落ち着くまで食べないで、リング灸がいい。膝を立ててすると良い。背中に温熱カップもいい。要するに緊張を解きお腹の氣を復活させるようにする。学校に行きたくない子どもはよくお腹や頭が痛くなる。おんなじ理屈。怖い、嫌だ、氣持ち悪い、息がしにくくなる、氣が弱る、酸素不足、心が折れる、身体が反応する。

どんな病氣でも、まずリング灸や背中側からの温熱で氣を入れて息を整える。熱氣愛を心と身体に充電すること〈オンセラ 充電器販売〉。

●圧迫骨折した方　どうすればいい？

圧迫骨折した方で足先までしびれている。背中は曲がったままで歩行しにくい。背中をそらしたりする運動はしてはいけないと、医師からキツく言われている。どうすればいい？

背中にカッピングして少し背中の筋肉に負荷をかけながら歩いてもらう。鼠径部をできるだけ伸ばして歩く練習。時々何かにつかまり背中の伸びをする練習。そうした後背骨の両側に温熱カップを当てて心地よいくらいの圧で筋肉を緩めていく。家庭でも背中の硬くなっている筋肉を温熱カップで撫でたり揉んだりしていると、足のしびれが徐々に和らいでくる。家庭で楽しくリハビリ。圧迫骨折の後遺症しびれを改善。

普通はなかなかしびれた状態の改善は難しいと思われますが、オンセラメイトさんから「お母さんの足のしびれが少なくなってきて喜んでいます。もっとよくなりそうです」と連絡ありました。〈一家に一人のオンセラメイト〉

●全身パンパンに張った筋肉を持ち込む企業戦士の方

いつも全身パンパンに張った筋肉を持ち込む企業戦士の方には、こちらもいつも仙骨体操とカッピングで応戦している。鍼や灸ややさしく、なでなでもみもみなんかは通用しない体には、お勧め技法。硬い筋肉にカッピングして体操してもらうと、勝手に筋肉がほぐれていくからラク。緊張感から解放されて、グーグーいびきをかいて寝てしまう。

「普通のやり方では脳の張りつめた緊張が解けないが、この治療院のおかげで頭がプッツンしなくてすんでる」とおっしゃっている。

ひと眠りしてから温熱カップしたりリング灸したりすると完璧。

こんな夫がいたらオンセラメイトになっておこう。脳溢血、脳梗塞、心筋梗塞なんかを未然に予防。"家庭でできる突然死予防"身につけることができます。

●誰も思いつかないだろうことばかりずっと…

人の根源的な不安　苦悩、病氣、老いる、死ぬ、存在すること、自分自身の価

値、人生の目的。わ、か、ら、な、い…。そんなこと。普通の人間が考えてわかる？ 選ばれた人にしかわからない～

鰻丼に、特上、上、並とある。特上の鰻丼なんか一生食べられないと思うけど、特上も上も並も味に変わりがあるのだろうか？ 食べ比べるためには、一度勇氣を出して特上鰻丼食べるべきか？ やめておこう、柄じゃない。

オンセラだ～今の自分にあるもので（能力、理解力、健康、環境、事情）天才型の人間に負けない仕事ができないか朝昼晩考える。

考えること、それなら凡人もできる…、隙間に勝機あり。

誰も思いつかないだろうことばかりずっと考え続けて、少しずつ天から降ってきたアイデアを整理してオンセラができた。

●魂の息

愛について、難しい本を子どもに読み聞かせながら説明する親って普通ですか？ 愛してる～って抱きしめちゃうやり方が普通ですね？

魂の息は、60兆の細胞が平和で自由で幸福感に満ちて膨らんだり縮んだりしていれば合格。丹田呼吸はどうだこうだと詳しく図示したり、説明したりして教えようとすると混乱するし、嫌になる。

仙骨にカッピングして胸を反らせれば5分で体感できる。

話は飛んで…、そもそも神はなんでもかんでもややこしく人間を創造なんかしていないと思う。本来は神と人間は親子関係で、だからツーカーの♡関係。“思考を介さない情愛”の関係が正解。それが邪霊邪氣が神と人間の間に割って入ってきているから面倒なことになっている。人間の左脳が大混乱を来すようになってしまった（ある日ある夜、首筋から邪霊に入ってこられて、格闘した体験がある。邪氣邪霊は観念世界にいるのではないです）。

人間の苦悩、病氣、不安、焦り、闘い、行き違い、などなどみな根源からの愛の流れが邪氣邪霊によって分断されていることに原因があります。

オンセラは邪氣邪霊を排して神と人間本来のツーカー関係を取り戻すツールです。

みな実体験から出てきた技法なので単純で分かりやすいです。

●【魂解放／仙人瞑想】

車を運転しながらの岩手の仙人と隣の人の会話、

「わたし、空氣になろうと思います」

普通の人にそんなこと言ったら変な人扱いですね〜。

ははは、そうです。クルクルパー、空氣になるって自然と一つになろうっていうこと…。

そうそう身体も自然に違いない、だから身体が空氣に溶け込むのは普通。左脳にはそれができないけど、オンセラならそのきっかけができる。

左脳の人にはオンセラって、左脳右脳をつなぐ道具だと説明するんです。身体と心、自然と身体をつなぐって、難しく考えたら左脳には絶対できないけど、オンセラならきっかけがつかめる。

潜在意識と深層意識と言いますが、自然界にはそんな境界線なんてないし、心の世界にもないと考えています。

だからオンセラはややこしい境界線を廃止してしまおうとする道具でもあります。

人をまとっている皮膚細胞と空氣とは完璧な仲良しさんだから…。

岩手の仙人と中川先生

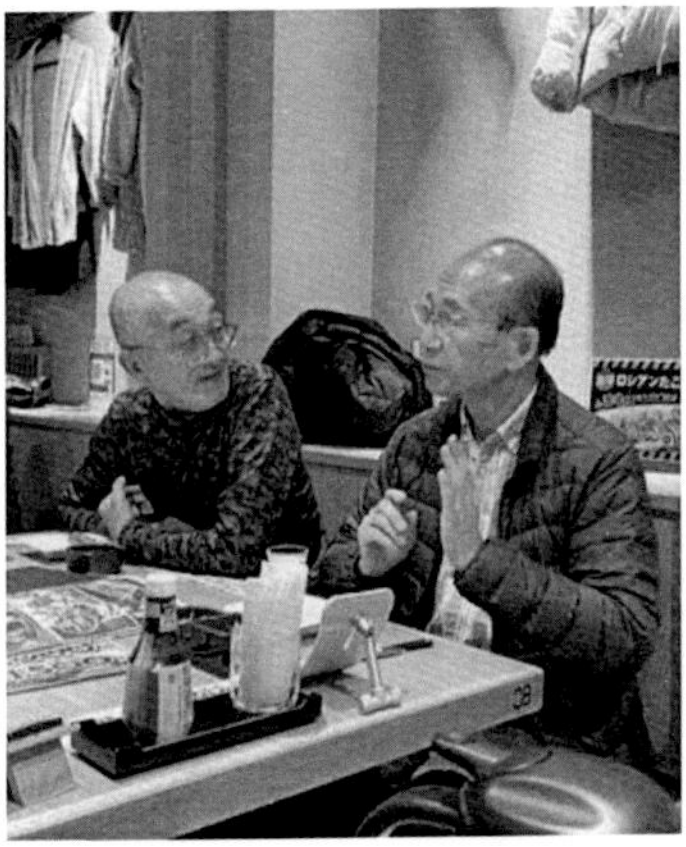

皮膚細胞と空氣さん（右脳）が境界を意識せずに仲良くお話ししている（右脳）イメージしながら瞑想すればなんだか身体が空氣に溶け込んで、無限に広がる（右脳）イメージがしやすい、楽しい…。

「わたし空氣みたいになりたいです」…。

仙人瞑想、やってみよう。

●「今ここ」って

どんなに考えても、「今ここ」は現れるわけがない。「今ここ」って全身全霊でとらえる面白い壮大なワクワクする大宇宙♡創造世界のことだから…。要するにわれわれの目の前に出現している大宇宙は情の世界だから、知で捕まえることは絶対に不可能。

左脳の傲慢が（ＡＩが）左脳世界をあちこちいじくり回しても、どこまでも肝心の魂にとっては残念無念の壁に突き当たるばかりだ。だから、全身全霊感覚って何？　オンセラ温泉がひとつの解答例です。

最近またオンセラ温泉にもいろいろな入湯の仕方があるのがわかって楽しい。オンセラ仲間たちが、いろいろ工夫しているからとても勉強になる。たくさんの人が集まれば集まるほど、皆がホカホカしてくる。戦争どころじゃなくなってくる。それがオンセラの狙い。

戦争って心と身体から始まっている。男と女から始まっている。そうして、もっと深く観ていくと、神と悪魔から始まっている。

でもそれを終わらせるのは「わたし」から。

●便秘／風邪

数日間忙しい忙しいで夜遅く食事する癖、仕事から解放されて氣が緩むからつい食べ過ぎ飲みすぎてしまう。そうしてすぐ寝る、いけない癖。

いけない癖を繰り返していたら、便通に滞りが生じて、そのうち夜間にお腹が張ってきて氣持ち悪く寝付けない。寝ている間に身体が冷えてくる、変な夢見、そうして朝から風邪だ〜。

○頭が締め付けられる感覚　○熱がこもっている状態　○体は寒さを感じている

○手足の末端が冷たくしびれる　○食欲が起きない　○やる氣が出ない

病院に行けば〈流行り風邪診断〉それはわかりきったこと…。

頭や後頭部に三稜針でチョンチョンすること、首の付け根やお腹や腰にお灸することと。

お腹の張り（慢性便秘）にはそれなりの対応が必要、奥の手としては洗腸がいい。お腹や腰にはカップ温圧、リング灸。

流行り風邪対応は日ごろの行いから正して、もう間に合わない場合にはオンセラ療法を行いながら食い改めましょう。

●お腹の力が虚して起こるぎっくり腰

要するに食べ過ぎ、飲み過ぎ冷やし過ぎ。だからお腹の力を復活させれば回復する。

萬生治療院（大塚）での研修

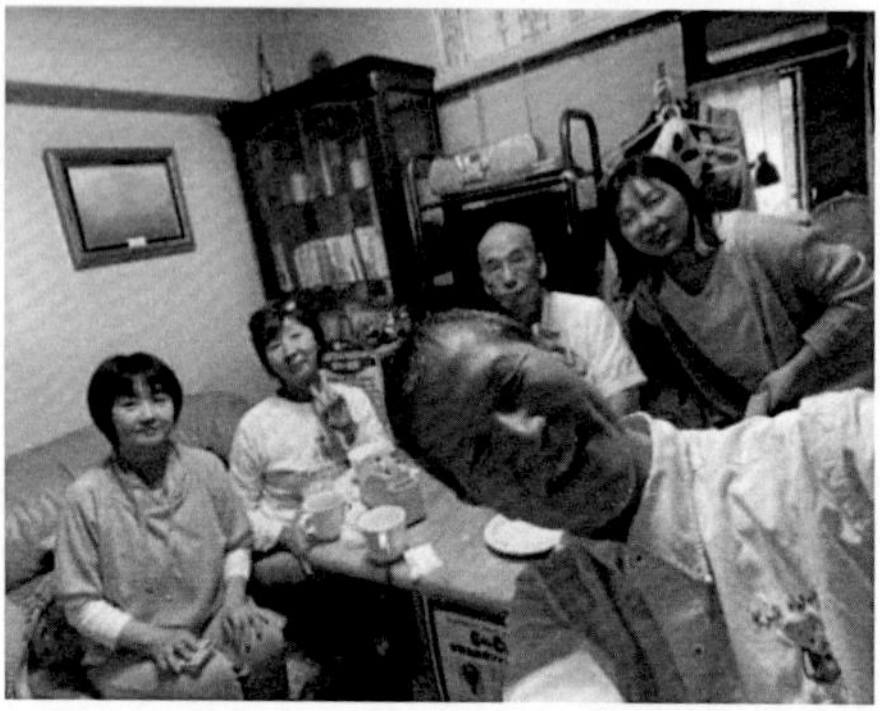

どうやって？

○お腹にリング灸をたくさん

○カッピングを仙骨、お尻の周り、太もも、内またなどにたくさんつけて、ストレッチ体操それでほぼ治る。

あまりひどいぎっくり腰なら、数日間断食して胃や腸の怒りが治まるまで待ちましょう。

●女性性の解放って?

だいぶ以前のこと、三人の女性が夜遅い時間帯に仲良く来院していた。一人一人の置かれている環境事情がとても大変で、身体の治療よりか皆の魂の平安を共に考えることが切実だった。

お一人は、夫に続いて子どもの自死という二重三重の苦悩を抱え…。

お一人は、暴力的な夫が愛人を自宅近くのアパートに住まわせている。

お一人は、夫が子どものように幼く、夫婦間は常に虚しさ寂しさ孤独感が漂っている。

どうしたらいい?

死ぬしか逃れる道はない! 夫を殺してしまえ! 別れてしまえ!

それは最高にいい考えだ、賢い左脳の短絡的なやりかた。

そんな状況下で心の崩壊を来さずに魂を成長維持させることは可能ですか?

わ、か、ら、な、い。

だ・か・ら・心の奥深くに潜り込み、必死で答えを探し、探し求め、求め、こんちくしょうって、オンセラってのにたどり着いたんだけど、まだまだもっともっとだ。

●心が充分に満たされると…

心が充分に満たされるとみんなにも分け与えたくなる。

自然に湧いてくる力をあちこちに配っていたら自然とあちこちから喜びが返ってきて、ちっとも減らないからまた配らざるを得なくなる。♡が常に自己内〜自他間で循環運動している人は生きながら天国人。

よく死んだら天国っていうけど、死ぬ前からいける天国がある。


“賢明な金持ち”は自分で使いきれないとなるとどんどん人に分け与え始める。与えれば与えるほど人を喜ばせることができるし、自分も喜びに満たされる。

“氣の毒な金持ち”は、何もかも手に入れたはずなのに、ちっとも満足できない自分に戸惑い、ノイローゼになり、怒鳴り始める。医療費やカウンセラーに多額のお金を支払うようになる。持ちすぎたお金、常に不消化物いっぱいのお腹、不安いっぱいのハート、氣枯れに満ちた身体、ガラクタばかりのお部屋、みな似た者同士。

源泉から湧き出るかけ流しオンセラ温泉、効能は邪氣、氣枯れ、焦り、不安、悲しみ、恥ずかしさ、執着、因縁、傲慢などを洗い流します。（お腹から自然に力が湧いてくるようになります）

●心を彫っている人、撫でている人

顔を彫っている人、ただ描いている人。

心を彫っているような人の顔は、土や木々や海や河、自然相手に日々工夫して生きている人の顔。

そうでないデスクワーク都会人の顔はどうしてもどこかのっぺりして見えてしまう。

何だか人生ただ忙しいばかりでつまらないって顔。

岡本太郎的な顔や俳優さんみたいな整った顔があって別にいいんだけど、不自然に作った顔より本氣で生きている人の顔の方が何だか見栄えする。

オンセラの行為は仏師が自然木の中に「仏」を見出して黙々と彫りだすような行為に似ている。

閑話休題２ 食中毒の顛末

わたしの経験を恥を忍んで公開いたします。

2023年３月４日、旅先の群馬県で、夕方の早い時間にその日の予定も終わり、食事をとろうと入った駅近くの食堂でランチメニューがなかったので、うっかりビールを飲み始めてしまい、つまみに馬刺しをいただいたのです。その夜、ホテルの部屋で急な下痢と嘔吐にみまわれました。飲み過ぎたのか？ とはじめは軽い氣持ちでおりました。ところが腹痛は徐々に激烈になり、もう出るものがない状態になっても強い痛みが続き冷や汗も出てきました。深夜になって血塊が出てきてようやく、これは食中毒を起こしているとわかりました。ベッドでエビのようになって七転八倒しながらも、救急車を呼べば、ブスコパンか準麻薬の鎮痛剤を打たれるだけ、毒を排出している痛み、たとえ死んでも仕方ないと腹をくくって、とにかく耐えました。明け方に２時間ぐらい眠っていくらか動けそうに思ったので、この日の予定はキャンセルしてとにかく帰宅しようと考えました。しかし痛みも血便も続いていたので萬世治療院の中川先生に連絡をしてみました。先生は来られるようならオンセラをしましょうとのことで、大塚までなんとかたどり着きました。余談ですが 10 年以上前に胃痛が頻繁にあるため内視鏡検査を受けた際に勧められたピロリの除菌治療を受けてから、食あたりを起こす頻度が高まりました。

治療院についたときは、仰向けになることもできず、横向きになって左右の腹部に点灸し、カップで丁寧に温圧してくださいました。その結果、痛みが少し和らぎ仰向けになれたので、さらにリング灸でのオンセラを受けました。

なんとか帰宅して2日間は寝たり起きたりの生活でもちろん絶食としました。翌日の昼までは時々差し込む痛みと血便も続きました。先生からは残便が出るかもしれないよ、と言われましたが、その通りに何も食べていないのに少量の下痢もみられました。毎日自分でカップの温圧とリング灸をして三日目には少し食べたい氣持ちになり、腹痛もおさまってきました。おかゆと梅干を食べたところ排便があり、ようやく出血もおさまった様子でした。

以前友人が同様の症状で、救急車を呼んでたくさんの検査を受けても結局原因はわからず、数日で症状は治まったということを聞いていたので、病院に行くという選択肢はありませんでした。この経験からわたしが医療者として持っていた知識の偏りに氣づくとともにオンセラ療法のすばらしい効果を体感できました。

西洋医療が主眼を置く診断と治療と言う名の薬漬け、検査の濫用についてあらためて深い疑問を抱かずにはいられませんでした。

先生は、オンセラしながらつらくて大変だったねと言葉をかけてくださいました。そしてきっかけは食中毒かもしれないけれど、その根っこには長年の暴飲暴食による胃腸の疲れがあるし、こうして命拾いできたのも、今後世の中の役に立つ役目のためだからとおっしゃいました。初めて先生からオンセラを受けたときにも胃腸が疲れている、食べ過ぎだと指摘されていました。その言葉を甘く見ていたと反省するとともに、背中を見るだけで、そして呼吸をみるだけで、その人の抱える心身の問題を見抜く中川先生の力に感服いたしました。

おわりに

名古屋での講演会の際、わたしは食事の支度で先生のお話をリアルでは聞けませんでした。それで仲間がYouTubeにしてくれたものをあとから視聴しました。そのお話の内容に本当に驚きました。先生のオンセラ開発に至る苦悩の半生をここまで赤裸々に語られているとは、思いもよらぬことでした。

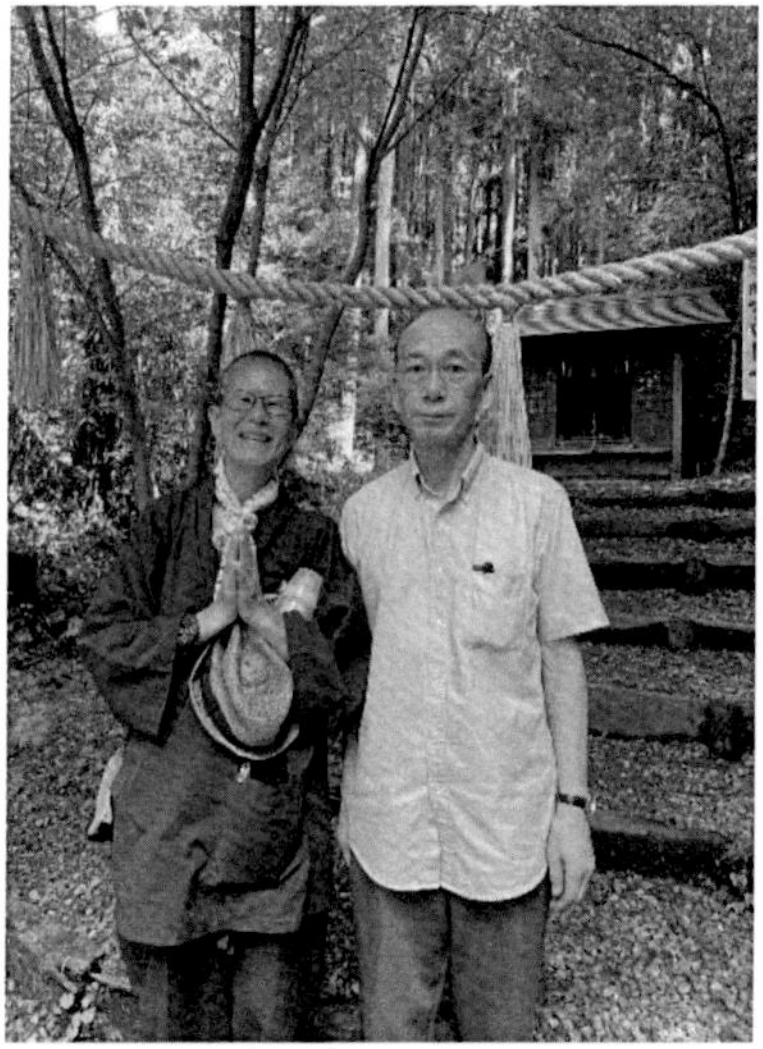

岐阜研修会での中川先生と著

精神世界について語る男性は少ないうえに先生のような年齢の方が、霊だ魂だ愛だというお話をまじめにされる経験はわたしには初めてでした。お話の様子も先生らしく生真面目ながらユーモアと愛があふれて、聞き入っている仲間たちも真剣な面持ちでした。ながいお話を文字起こしのために何度も聴いて、これはなんという真理、なんという大切な話と感激しました。先生もおっしゃっているようにこんな話が受け入れられる時代が来たことをわたしも実感します。そうして道を示す必要があるとも思います。オンセラが一つの道を示します。難しい技術や理論はいらない。折に触れて先生の語る言葉からオンセラの神髄というようなものをだんだん理解できるようになっていく。まずは熱の愛を実体験してからでよいかと思います。

本書は先生のお話会の内容と、折々のFacebook投稿の極一部を抜粋して納めました。困ったときにはいつでももったいぶらずに最善の方法を具体的に示してくださる先生ですが、その深い思いの一端をこの本によって知ることができると自負しております。オンセラに興味を持たれた方は巻末に全国でオンセラを受けられるサロンを紹介しております。オンセラは受けるだけでなく、自分で修得してセルフケアやご家族にすることも推奨しております。そのための講習は全国一律の基準が決まっております。ぜひお近くのオンセラ仲間にご連絡ください。

この本をまとめるにあたり、中川先生はじめ、全国のオンセラ仲間が温かい協力を惜しみなくしてくださいました。まさにそれがオンセラワールドといえるネットワークと感じました。どこでオンセラ仲間に会っても、みな旧知の間柄のようにすぐ親しくなってつながっていける。そんな理想世界がもう実現しています。

ご協力してくれた皆さま、本当にありがとうございました。

裏表紙のオンセラゴジラの絵は安藤容子さんが無償で提供してくださいました。感謝いたします。

オンセラ施設の集計はたかのみわこさんが協力してくださいました。感謝いたします。

関　美保

２０２４年４月

サロン一覧

◆萬生治療院
住所：東京都豊島区北大塚 2-19-2-405
連絡先：中川 忠男
電話：03-3576-4691

◆幸心創(ココソネ)
住所：神奈川県相模原市中央区淵野辺 2-3-11
連絡先：関 美保
メール：cocosone.1212@gmail.com
電　話：080-5642-4578

【東北】

◆body & soul conditioning remind
住　所：福島県
連絡先：鷲巣　誠、鷲巣　桂以子
メール：remind.conditioning@gmail.com

◆温熱サロンぬくぬく
住所：岩手県上閉伊郡大槌町末広町 13-20
連絡先：及川 泉
メール：nukunuku23@icloud.com
電　話：070-1159-0555

◆オンセラ仙
住　所：岩手県釜石市栗林町 23-7-8
連絡先：千葉 由夫
電話：090-4559-3963

◆皆川 睦子
住　所：岩手県宮古市
連絡先：皆川 睦子
メール：onsera6M0523@gmail.com

◆ドリーム整骨院
住　所： 宮城県柴田郡村田町村田字町 202-1
連絡先：佐山 澄子
メール：tenreki.2010@gmail.com
電話：022-486-3317

【関東】

◆fika blue
住所：神奈川県横浜市
連絡先：あおやま みさと
メール：fika.blue.letter@gmail.com
電　話：080-7112-4284

◆遊縁堂 OISO サロン
住所：神奈川県中郡大磯町国府本郷 769
連絡先：大久保 友里恵
メール：yuriek39@gmail.com
電　話：090-9813-1390

◆リラクゼーションサロン sunroom
住所：埼玉県戸田市喜沢 1-27-44
連絡先：木伏 明日香
メール：kibu0522@yahoo.co.jp

◆さかまき
住所：東京都東久留米市
連絡先：坂上 真生
メール：maki0906811@yahoo.co.jp
電　話：080-4151-9664

◆体と心のセラピー Breath ＆Bless
住所：東京都中央区新富
連絡先：服部 きりこ
メール：kiriko0416@gmail.com

◆Fulla Purana & aromarica
住所：千葉県松戸市新松戸 3 丁目
連絡先：富田 まり
メール：fullapurana@gmail.com

◆1103 檸檬
住所：千葉県柏市豊四季 714-149
連絡先：深澤 恵子
メール：k1103lemon@yahoo.co.jp
電　話：080-4123-3637

◆千葉駅前心療内科
住所：千葉県千葉市中央区新町 1-17
JPR 千葉ビル 4 階
連絡先：五十嵐 晴奈
メール：hyossi1978@yahoo.co.jp
電　話：043-301-7007

◆温熱アロマテラピーサロンやはらぎ
住所：長野県松本市中央 2-8-12-2F
連絡先：かみ山 まき
メール：yaharagi_makoto@ezweb.ne.jp
電　話：080-6998-7908

◆深眠・温活サロン nenne
住所：茨城県北茨城市
連絡先：阿部 沙織
メール：nenne0720@outlook.jp

◆private salon aria
住所：茨城県つくば市松代 5-2-29
　　　つくばアイビースクエア 301
連絡先：深澤 真紀子
メール：maki225mako@gmail.com
電　話：080-1054-8297

【東海】

◆心と体の相談室　キネシオロジー＆オンセラ３０３
住所：愛知県岡崎市細川町
連絡先：たかの みわこ
メール：touchcare69@gmail.com
電　話：090-1287-8830

◆温熱＆ヒーリングサロン prunelle
住所：愛知県豊明市沓掛町小廻間 34-412
連絡先：竹家 ひとみ
メール：salondeprunelle@gmail.com
電　話：090-4001-7326

◆サロン Rejuve
住所：愛知県安城市小川町金政 16
連絡先：松浦 洋子
メール：yokomatsu3812@gmail.com
電　話：070-8925-0520

◆日下 愛子
住所：愛知県安城市
連絡先： 日下 愛子
メール：aiko.kusaka0511@gmail.com
電　話：090-6368-7177

◆子宮と腸の専門 salon prakRt
住所：愛知県岡崎市竜泉寺町字長拝 2-1
連絡先：小坂 碧
メール：sputnik1006@gmail.com
電　話：0904-262-0657

◆青木 千恵乃
住所：愛知県半田市平和町 1-78
連絡先：青木 千恵乃
メール：ncsttaffta@gmail.com
電　話：090-4214-8138

◆Emiling
住所：愛知県名古屋市西区城西 2 丁目 14-18-2
連絡先：竹内 絵美
メール：tick_tack_tempo_keep@yahoo.co.jp
電　話：080-3613-9891

◆ミリンキ
住所：愛知県名古屋市天白区平針
連絡先：藤原 裕子
メール：meiku.yuko@gmail.com
電　話：080-5163-7863

◆よもぎの部屋
住　所：愛知県豊橋市
連絡先：西尾 久美子
メール：kumikumi.240@gmail.com

◆七夕屋
住　所：愛知県豊橋市牛川町
連絡先：奥中 竹代
メール：takeyo.okunaka@gmail.com
電　話：090-4107-3897

◆BaBa の手
住　所：愛知県豊橋市船町 202-1
連絡先：大林 博子
電　話：090-6097-3122

◆～Pono～
住　所：愛知県名古屋市緑区神の倉
連絡先：坂口 英里
メール：kanno23yuna13@gmail.com
電　話：080-5134-2149

◆堀田綾紀
住　所：愛知県名古屋市
連絡先：堀田 綾紀
メール：happy.aki.306@gmail.com

◆心・氣・体を整える調和 CARE サロン～LinoLe'a～
住所：愛知県小牧市
連絡先：いけだ ゆみこ
メール：linolea.happy44@gmail.com

◆mani spanda
住　所：愛知県名古屋市緑区池上台 1-7-1
連絡先：金子 瑞絵
メール：mi-yan158cm@hotmail.co.jp
電話：080-2610-7490

◆HIBI'S
住　所：愛知県稲沢市祖父江町神明津矢田塚西 88-2
連絡先：尾畑 瑞枝
メール：hibis1207@gmail.com
電　話：0587-50-8146

◆サロン Rejuve
住　所　：愛知県安城市小川町金政 16
連絡先：松浦 洋子
メール：yokomatsu3812@gmail.com
電　話：070-8925-0520

◆ゆとりの庭
住　所　：愛知県豊田市
連絡先：安藤 容子
メール：yandonit211@ymail.ne.jp

◆虹彩
住所：愛知県大府市
連絡先：堀田 由美
メール：pokoayumi@yahoo.co.jp
電話：090-7603-4507

◆オンセラ温熱療法　ぽかぽか
住所：愛知県江南市
連絡先：中筋 比左衣
メール：pisanaka.820@gmail.com
電話：080-3618-2153

◆さとう りか
住　所：静岡県浜松市中央区
連絡先：さとう りか
メール：rikarimaru1@yahoo.co.jp
電　話：090-5608-6546

◆齊藤 敦子
住　所：静岡県磐田市
連絡先：齊藤 敦子
メール：miamia322005@yahoo.co.jp

◆Dixie's Atelier まぁるそら
住　所：静岡県掛川市
連絡先：三浦 智恵
電　話：090-5609-9937

◆ほぐし処　癒
住　所：静岡県湖西市白須賀 584-2
連絡先：山本 浩司
メール：hogusicosai@gmail.com
電　話：090-5633-3188

◆オンセラサロン美れい
住　所：静岡県静岡市清水区梅ケ谷 245-8
連絡先：松田 好美
メール：196-yoshimi@yahoo.ne.jp
電　話：090-6088-2257

◆ホッと　はうす
住　所：静岡県静岡市
連絡先：水谷 美保子
メール：pz1ah.7qkf@docomo.ne.jp
電話：090-5035-5556

◆ほうやみき
住所：静岡県伊豆の国市
連絡先：ほうや みき
メール：merrycirclestar@gmail.com

◆Yururina　room
住　所：岐阜県美濃加茂市山ノ上町 4754-2
連絡先：たかい りな
メール：rinnn.mimi@gmail.com
電　話：090-6805-2246

◆三島　真弓
住　所：岐阜県大垣市赤坂町
連絡先：三島 真弓
メール：hi-touch@outlook.com

◆PURING(プリング)
住　所：岐阜県揖斐郡池田町
連絡先：渡部 真弓
メール：puring.deco@gmail.com

◆ともちゃんち
住所：岐阜県揖斐郡
連絡先：川村 智子
メール：saitasaita0623@yahoo.co.jp
電話：070-8960-5297

◆古民家えんがわ
住所：岐阜県各務原市各務おがせ町 5-75
連絡先：後藤 里奈
メール：machinogoen@gmail.com
電話：090-7863-2288

【近畿】

◆藤岡美樹
住　所：大阪府
連絡先： 藤岡 美樹
メール：fuji1102miki@yahoo.co.jp

◆サロン Amoora
住　所：大阪府茨木市山手台 7-1-1
連絡先：藤崎 由美子
メール：goyumi20040203@gmail.com
電話：090-1485-4003

【四国】

◆ゆめたび（大福院内）
住　所：香川県高松市塩江町安原下第一号 1169
連絡先：西　麻衣子
メール：maikon45@yahoo.co.jp
電　話：080-2974-9288

◆オンセラサロン　塩江こらそん
住　所：香川県高松市塩江町上西乙
連絡先：田原じゅんこ
メール：midohika1113@gmail.com

【九州】

◆みらいはーと
住　所：宮崎県東諸県郡国富町本庄 4550-2
連絡先：菊池幸代
メール：mirairoom88@gmail.com
電話：080-4314-5580

◆寺尾真由美
住所：佐賀県伊万里市蓮池町
連絡先：寺尾 真由美
電話：090-5720-9084

◆深妙の部屋
住　所：大分県佐伯市直川赤木 125-6
連絡先：深妙
メール：kamiyameso@icloud.com
電　話：080-6430-6407

◆後田　智美
住　所：大分県別府市
連絡先：後田 智美
メール：ushiroda73@gmail.com
電　話：090-2581-8546

◆北九州オンセラ
住　所：福岡県北九州市小倉南区沼緑町 2 丁目 5-7
連絡先：高田 一子
メール：takadakazuko068@gmail.com
電　話：090-7397-0532

◆セイリングバース
住　所：福岡県福岡市東区
連絡先：久保田　美保
メール：seiringbirth@gmail.com

◆オンセラ海夢楽
住所：沖縄県国頭郡本部町浜元 53-2
連絡先：三村 奈央
メール：msparty.nao@gmail.com
電話：090-3222-1564

【著者プロフィール】関 美保（せき みほ）

1965年 東京生まれ。

オンセラ、レイキヒーラー、看護師。

看護師として、病院、在宅、老人保健施設、健診、保育園、学校行事の付き添い、入浴サービス、グループホーム、電話相談などの幅広い臨床経験ののち、統合医療や癒しに興味を持つ。その中で、オンセラ療法との出会いにより、魂の解放を体験。

2023年幸心創（cocosone）を立ち上げ、オンセラ施術と講習によるオンセラの普及、健康維持のための食生活のための追求、広く社会に役の立つイベントの企画、開催、看護、介護相談をはじめる。

フーテンのぱんちゃんと呼ばれる。旅とパンダをこよなく愛する宇宙人で、あらゆる地球の規格に合わない変人。

趣味は、山登りとツーリング。現在は、四国お遍路中、今後は、熊野古道、京都一周トレイルを歩き通すことが夢。

著者
Instagram

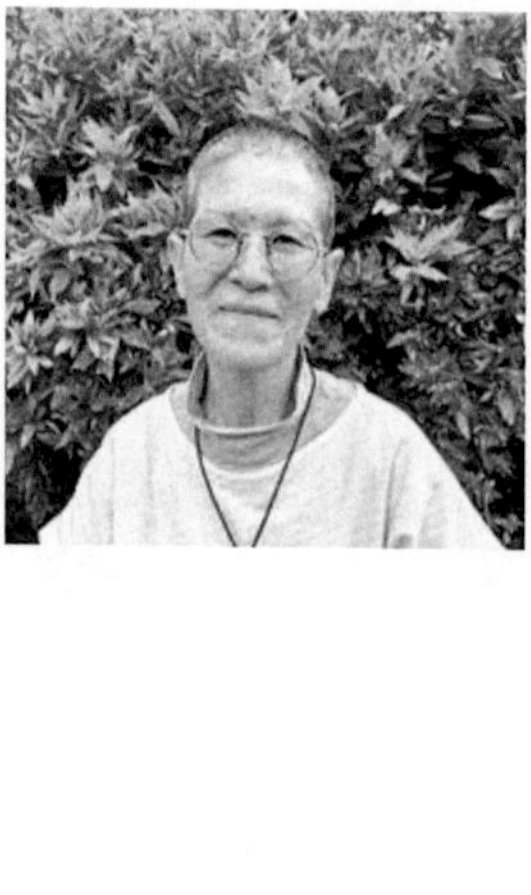

魂の解放

オンセラが世界を救う

2024 年 4 月 29 日　初版第 1 刷発行

著　者　関 美保

発行者　釣部 人裕
発行所　万代宝書房
〒176-0002 東京都練馬区桜台 1-6-9-102
電話 080-3916-9383　FAX 03-6883-0791
ホームページ：https://bandaihoshobo.com
メール：info@bandaihoshobo.com
印刷・製本　日藤印刷株式会社

ISBN 978-4-910064-93 -2　C0036

装丁　小林 由香